RECHERCHES EXPÉRIMENTALES

SUR

LA FIÈVRE DE RÉSORPTION

DES PHTISIQUES

PAR

LE Dr F. ROLAND

LYON
IMPRIMERIE PITRAT AINÉ
4, RUE GENTIL, 4
1884

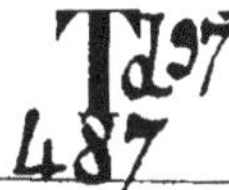

RECHERCHES EXPÉRIMENTALES

SUR

LA FIÈVRE DE RÉSORPTION

DES PHTISIQUES

RECHERCHES EXPÉRIMENTALES

SUR

LA FIÈVRE DE RÉSORPTION

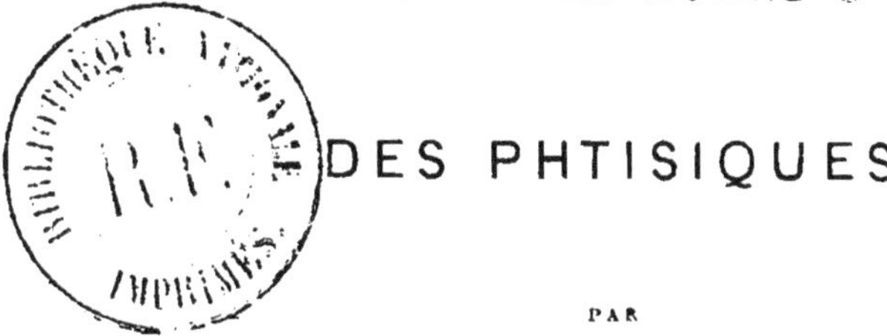

DES PHTISIQUES

PAR

LE DR F. ROLAND

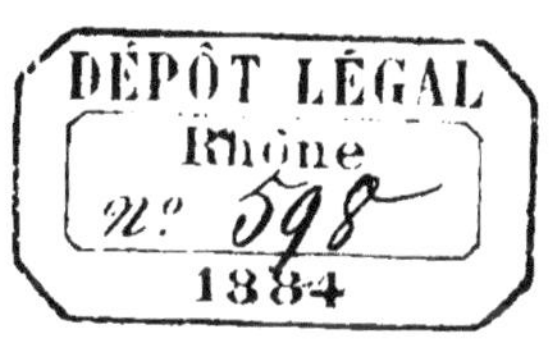

LYON

IMPRIMERIE PITRAT AINÉ

4, RUE GENTIL, 4

1884

INTRODUCTION

Avec le professeur Jaccoud, nous appelons fièvre de résorption, la fièvre qui se produit chez les tuberculeux à la troisième période de la maladie, et qui est le résultat de l'introduction dans l'organisme des produits plus ou moins putrides qui séjournent dans les anfractuosités du tissu pulmonaire ulcéré.

Cette fièvre a été étudiée au point de vue symptomatique; beaucoup d'auteurs ont noté avec soin ses variations de température, sa marche, ses dangers, la ténacité avec laquelle elle persiste. Sur le conseil de notre maître, M. le professeur J. Teissier, nous avons entrepris l'étude des phénomènes intimes de cette complication si grave et si commune de la tuberculose pulmonaire chronique, espérant trouver dans cette étude une indication thérapeutique.

Les recherches sur la fièvre sont difficiles, les causes d'erreur multiples, les phénomènes complexes, et cette question après avoir été étudiée par un grand nombre de physiologistes les laisse aujourd'hui en désaccord ; aussi avons-nous tenu à arriver à des faits laissant de côté toute question de doctrine.

Guidé par les savants conseils de M. le professeur Chauveau, sous la direction de cet illustre maître, nous n'avons eu qu'à voir et à conclure. Nous sommes heureux en lui dédiant ce travail de lui exprimer toute notre gratitude pour la bienveillance avec laquelle il nous a guidé dans son laboratoire en nous prodiguant son temps et ses conseils.

Nous nous faisons un devoir de remercier M. le professeur Arloing qui nous a aidé et encouragé pendant toute la durée de nos recherches.

Nous remercions également M. le docteur Rodet, chef des travaux de physiologie à la Faculté de médecine, M. Kaufmann, chef des travaux de physiologie à l'École vétérinaire de Lyon qui nous ont prêté leur concours dans nos expériences.

Notre travail comprend trois chapitres.

Dans un premier chapitre, nous faisons un court historique de la question..

Dans le deuxième nous étudions la cause de la fièvre hectique et sa nature.

Dans le troisième nous recherchons l'action des produits purulents et tuberculeux solubles dans l'organisme, les conséquences cliniques et les dangers de leur résorption.

Voici la liste des ouvrages dans lesquels nous avons puisé, dans le cours de ce travail.

CULLEN. — *Médecine pratique*, 1776.

BAUMES. — *De la phtisie pulmonaire*, an III de la République.

EUDES. — Thèse de Montpellier, 1871. — *De la fièvre hectique*.

HIRTZ —Art. Hectique, Chaleur, Fièvre, dans le *Dictionnaire de médecine et chirurgie pratique*.

PERRET. — Thèse d'agrégation, 1880. *De la septicémie*.

CHAUVEL. — Art. Septicémie du *Diction. encyclopédique*.

BILLROTH. — *Pathologie chirurgicale*.

— Études expérimentales sur la fièvre traumatique trad. par Culmann. *Archiv. de médecine* 1865-1866.

CHAUVEAU. — Physiologie des virus. *Revue scientifique*, 1872.

JEANNEL. — *De l'infection purulente*, 1880.

DU CASTEL. — Thèse d'agrégation. *Physiologie de la fièvre*, 1878.

P. LORAIN. — *Étude de médecine clinique*, 1877.

JACCOUD. — *Pathologie interne*, 188[illegible].

— *De la curabilité de la phtisie pulmonaire*.

HUETER. — Théorie mécanique de la fièvre. *Centralblatt*, 1873.

SENATOR. — Nouvelle contrib. à la théorie de la fièvre. *Centralbl*, 1873.

— Recherches sur le processus fébrile et son traitement 1873 (*Revue des sciences médicales*, 1874.

MAREY. — *Physiologie médicale de la circulation*, 1863.

VULPIAN. — *Leçons sur l'appareil vaso-moteur*, 1875.

LIEBERMEISTER. — Trad. par P. Lorain.

GUBLER et RENAUT. — Art. Sang du *Dict. encyclopédique*.

RECHERCHES EXPÉRIMENTALES

SUR

LA FIÈVRE DE RÉSORPTION

DES PHTISIQUES

I

HISTORIQUE

La fièvre de résorption des tuberculeux a été de tous temps étudiée avec les fièvres hectiques ; dans son étude sur la fièvre hectique, le docteur Eude fait un court historique de celles-ci, et cite le nom des auteurs qui s'en sont le plus occupés depuis Hippocrate jusqu'à nos jours. Nous n'avons que peu de chose à ajouter à l'historique de cette période. Nous ferons remarquer que c'est à Cullen que revient le mérite d'avoir affirmé la nature symptomatique de le fièvre hectique. « Dans la plupart des systèmes de médecine, dit-il dans son livre sur les fièvres, on a indiqué comme maladie primitive une espèce de fièvre nommée fièvre hectique, mais je ne l'ai jamais vue telle qu'elle est décrite, comme maladie primitive. J'ai constamment observé qu'elle était un symptôme de quelque affection locale, le plus communément de quelque suppuration interne. »

Un peu plus tard, Baumes, professeur à l'Université de Montpellier s'exprime d'une façon plus nette encore sur la fièvre hectique. Après avoir donné, avec Heberden, comme caractère de cette fièvre, de présenter des frissons au milieu de son cours, il parle du rôle de l'expectoration purulente.

« Pour que l'expectoration ait lieu, il faut que la matière s'épanche dans la cavité des bronches; mais l'ulcère n'est pas toujours situé de manière à communiquer avec elles; c'est ce qui arrive pour l'ordinaire, quand il se trouve placé sur la surface interne des poumons contiguë à la plèvre. Dans ce dernier cas, le pus n'ayant plus d'issue se répand dans la cavité thoracique, s'infiltre dans le tissu interlobuleux du poumon qu'il abreuve et corrode et en étant absorbé dans la majeure partie, rend terrible les progrès de la fièvre hectique. Wan-Swieten a remarqué que le pus le plus doux, le plus homogène et de la meilleure qualité, en croupissant trop longtemps dans un milieu chaud et renfermé, insensiblement dégénère, s'atténue, devient ichoreux et âcre, et qu'étant résorbé, il peut infecter le sang d'une cacochymie purulente, qui ne saurait exister sans fièvre. »

Nous avons cru devoir citer ces affirmations, car elles sont aussi précises que celles des auteurs modernes sur le même sujet.

Les observateurs de l'antiquité, aussi bien que ceux qui ont vécu plus près de nous, avaient remarqué ce rapport d'une fièvre maligne avec l'existence de l'expectoration purulente des tuberculeux; et il est à remarquer que même ceux qui ont le plus soutenu l'essentialité de la fièvre hectique, ont accepté en même temps une fièvre hectique symptomatique de la tuberculose pulmonaire.

L'observation leur avait montré ce que l'expérimentation devait affirmer de nos jours où la science n'admet que ce qu'elle démontre. « Car, dit P. Lorain, le seul moyen de progresser dans la connaissance de la vérité telle que nous la promettent les méthodes expérimentales, est de tenir pour suspect tout ce qui n'est pas prouvé, de supprimer la foi aveugle et de tout recommencer patiemment. »

Aussi, à partir du travail du docteur Eude, la pathogénie de la fièvre hectique repose sur autre chose que sur l'observation ; c'est aux expériences de Billroth qu'on demande une preuve certaine des rapports qui existent entre les produits purulents de la tuberculose et la fièvre hectique.

Le docteur Eude n'hésite pas à affirmer ces rapports. « Nous sommes obligé, dit-il, pour résoudre le problème de la fièvre hectique, de revenir sur un de ses caractères principaux ; nous avons dit qu'elle affectait la forme périodique intermittente ou rémittente, et ne devenait continue que vers la fin de la maladie. Cette périodicité plus ou moins régulière, le plus souvent quotidienne peut nous fournir la clef du problème que nous nous sommes posé. Elle nous fait rapprocher la fièvre hectique de certains mouvements fébriles dans les affections aiguës. Les fièvres traumatiques, la septicémie, la fièvre qui résulte du passage d'une sonde dans le canal de l'urèthre, affectent ordinairement un type périodique plus ou moins régulier. Toutes ces fièvres sont dues, à l'introduction dans le sang d'éléments hétérogènes, comme l'ont prouvé les recherches de Billroth. »

Comme on le voit, le docteur Eude fait de la fièvre hectique une véritable fièvre septique.

Dans son article fièvre hectique du *Dictionnaire* de Jaccoud, le professeur Hirtz est peut-être plus précis : « La fièvre hectique étant toujours le symptôme d'une suppuration organique, quel est le lien qui rattache cette affection locale au processus fébrile ; en d'autres termes, quelle est la nature du processus morbide? Eude fait remarquer la forme habituellement quotidienne et périodique de la fièvre hectique. Cette périodicité la rapproche de certains mouvements fébriles aigus, qui caractérisent la septicémie, la fièvre traumatique et pyémique ; toutes ces fièvres, comme l'ont prouvé les recherches de Billroth, sont dues à l'introduction dans le sang d'éléments organiques qui jouent le rôle de matières pyrogènes et déterminent la fièvre. Dans tous ces cas, plaies d'opérations, ulcères typhoïdes, ulcères septiques, la fièvre est due à la résorption d'éléments pyrogènes.

« Dans la phtisie suppurée, dans le ramollissement inflammatoire chronique, dans les abcès osseux, ces conditions se rencontrent au plus haut degré, et l'on peut affirmer aujourd'hui que la fièvre hectique n'est autre chose qu'une fièvre de résorption d'éléments désagrégés et impropres à la nutrition. Dans la maladie chronique, cette désagrégation est plus lente et les émunctoires naturels les expulsent à mesure ; dans la suppuration aiguë, l'invasion dans le sang est rapide, l'économie n'a pas le temps d'éliminer, et les phénomènes sont graves et violents. Par contre, dans la forme chronique, la permanence du foyer reproduit incessamment la résorption et ramène quotidiennement le cycle fébrile qui use graduellement le malade. »

Le docteur Hirtz fait nettement, de cette fièvre, une fièvre septique. Il attribue les différences cliniques qui existent entre elle et la septicémie aiguë, à la quantité des éléments résorbés. Dans l'une ils arrivent en masse, accidents aigus ; dans l'autre ils peuvent être éliminés à mesure, forme chronique.

M. le professeur agrégé Perret, soutient des idées analogues. Après avoir distingué dans la phtisie pulmonaire, la fièvre inflammatoire de la fièvre de résorption : « Ne pourrait-on pas, dit-il, considérer cette dernière comme le résultat d'un processus septicémique ?

« Les conditions dans lesquelles elle se développe, le caractère qu'elle présente, justifient bien dans une certaine mesure une pareille opinion.

« Nous trouvons, en effet, dans ces excavations, du pus toujours en petite quantité il est vrai, mais qui au contact de l'air subit aisément des transformations ; c'est le plus souvent un liquide ichoreux d'une odeur plus ou moins fétide, un véritable pus putride doué par suite de propriétés septiques. Les cavernes d'ordinaire à parois anfractueuses, infiltrées de tissu conjonctif qui tend à étouffer les vaisseaux embryonnaires à leur période de formation, n'offre point toutefois une voie d'absorption facile aux produits septiques. Mais d'une part tous les vaisseaux ne sont pas envahis à la fois, de l'autre les crachats chargés d'éléments septiques cheminent le long des bronches et de la trachée qui présentent fréquemment des ulcérations et par suite des voies toutes ouvertes à l'absorption. Ajoutons de plus, que les crachats sont en partie déglutis, pénètrent dans le tube digestif, souvent le siège d'ulcérations semblables, nouvelle voie d'introduction. Examinons maintenant si cette fièvre des tuberculeux, qui est au fond une fièvre hectique, offre des caractères qui permettent de la rapprocher des fièvres septicémiques. A cette période l'allure du tracé est notablement modifiée, le type intermittent s'accuse nettement. Les rémissions et les exacerbations sont fortement accentuées, il se présente parfois, comme dans les précédentes des écarts considérables entre les maxima et les minima. Comme dans la pyohémie même, on peut observer plusieurs accès complets dans les vingt-quatre heures.

« Cette fièvre s'accompagne de sueurs souvent localisées à une région du corps ; mais à un moment donné, ces sueurs se généralisent et le malade reste pour ainsi dire, baigné dans sa transpiration ; sa langue est rouge, sèche, se couvre de muguet. Bientôt survient de la diarrhée, parfois vraiment colliquative suivie d'un amaigrissement rapide; le malade s'éteint ainsi peu à peu dans un véritable état de marasme. Tout cet ensemble se retrouve aussi bien chez l'animal en expérience que chez le blessé, que chez la femme en couches, et nous autorise à voir dans cette fièvre terminale une vraie fièvre par résorption putride, une fièvre septicémique. »

M. le docteur Perret comme les auteurs précités fait de la fièvre hectique une septicémie; cependant entre ses idées sur la fièvre hectique et celles du professeur Hirtz, il y a une nuance d'une certaine importance, et qui n'est pas exprimée dans les lignes que nous venons de citer. Dans son introduction, il définit l'acception du mot septicémie, qui, pour lui, comprend certains états pathologiques dus à la présence dans le sang des produits des ferments septiques.

Cette opinion n'est pas celle du docteur Chauvel. Ce dernier, rétrécit bien plus le champ des affections septiques : « C'est ainsi, dit-il, que parmi les septicémies d'origine respiratoire, les accidents produits par l'inhalation de gaz et de miasmes putrides, les phénomènes de la pneumonie gangréneuse, si différents dans leurs symptômes et leur gravité, ne doivent pas à notre avis être confondus avec la fièvre hectique des bronchites suppurées et fétides, de la pleurésie purulente et de la phtisie pulmonaire à ses dernières périodes. Dans la pneumonie gangréneuse, on peut invoquer l'action d'organismes inférieurs, peut-être de vibrions septiques, pendant que l'infection putride des dernières affections n'est pour nous le plus souvent qu'une intoxication par des composés chimiques. »

Et plus loin, cette idée paraît plus nettement affirmée : « Nous sommes porté à ranger dans la même classe, au point de vue étiologique, les accidents qui succèdent à l'introduction dans les voies digestives, de matières en décomposition avancée quand la muqueuse n'offre pas de solution de continuité. »

En résumé les cliniciens et les pathologistes, et cela en s'appuyant sur les expériences de Billroth, affirment que la fièvre hectique des tuberculeux est une résorption, une auto-infection ; mais, tandis que les uns en font une septicémie spéciale, c'est-à-dire une résorption d'agents septiques organisés, d'autres en font un empoisonnement chimique c'est à-dire une résorption d'agents chimiques exempts d'éléments figurés, et pouvant présenter une composition plus ou moins complexe.

Jusqu'ici, nous avons laissé de côté un point important de l'étude de la fièvre hectique ; nous voulons parler des expériences de Billroth sur lesquelles s'appuient les auteurs modernes pour affirmer la nature septique de certaines fièvres. Mais comme sur ce sujet Billroth a eu des devanciers et des successeurs, il importe d'en parler un peu longuement.

C'est un médecin de Saint-Étienne qui, en 1822, eut le premier l'idée, de voir expérimentalement l'action des produits putrides sur l'organisme. Gaspard après avoir produit des effets généraux plus ou moins rapidement mortels sur les chiens qu'il expérimentait, avait incriminé tour à tour l'acide carbonique, l'hydrogène sulfuré, l'ammoniaque, comme cause des accidents produits. Depuis, l'idée d'une substance chimique domine toutes les recherches sur la résorption putride.

Boyer (1834) incrimine le sulfhydrate d'ammoniaque.

Pour Bonnet (1837) la présence du sulfhydrate d'ammoniaque dans le sang était un signe pathognomonique de l'infection putride.

Puis, des substances simples, on en vint à de plus complexes ; en 1838 Gueterbrock découvre la pyine ; Dumas en 1841 l'acide hydrocyanique.

En 1855, Panum isole du pus putréfié frais, un produit soluble dans l'eau ayant toute l'activité pyrogène et toxique des substances putrides.

C'est alors que parurent les expériences de Billroth et Weber. Billroth eut le mérite de généraliser les faits particuliers qu'il observa, mais surtout le premier, il employa la thermométrie à ses expériences.

Dans celles-ci, il étudie successivement l'action de certains agents sur l'organisme. C'est d'abord du tissu mortifié, des sucs exprimés de parties enflammées, du pus, du serum du pus séparé de ces globules. Toujours il obtint des effets généraux, plus ou moins marqués, il est vrai.

Il essaye ensuite l'action de certains principes chimiques introduits dans l'organisme ; il obtient presque toujours des effets généraux et conclut : « Il n'y a donc aucun corps exclusivement apte à exciter la fièvre, le nombre des substances pyrogènes est au contraire infiniment considérable. »

De plus, il fait remarquer avec soin que ces substances pyrogènes ont des qualités plus ou moins septiques, qualités qui font varier les septicémies depuis la forme légère aux formes les plus graves ; « car, l'idée, dit-il, qui se rattache au mot septicémie repose sur une base essentiellement étiologique, et on peut y trouver la fièvre septique légère aussi bien que la septicémie aiguë. »

Dans ses expériences avec Hufschmitt (1865), Billroth avait expérimenté bon nombre de substances sans résultat. Ainsi, le carbonate d'ammoniaque avait produit un abaissement de la température ; l'urée, les dépôts alcalins de l'urine, l'acide sulfhydrique, le sulfure de carbone, le sulfhydrate d'ammoniaque, l'eau distillée, l'acide acétique, étaient restés sous le rapport des variations thermiques, absolument sans effet. Il en fut de même des exsudats séreux.

En 1872, M. le professeur Chauveau reprend les expériences de Billroth ; se mettant à l'abri de toute erreur, il affirme une partie des données de ce dernier en même temps qu'il en rejette quelques-unes comme erronées.

La théorie des germes avait reçu une violente impulsion;

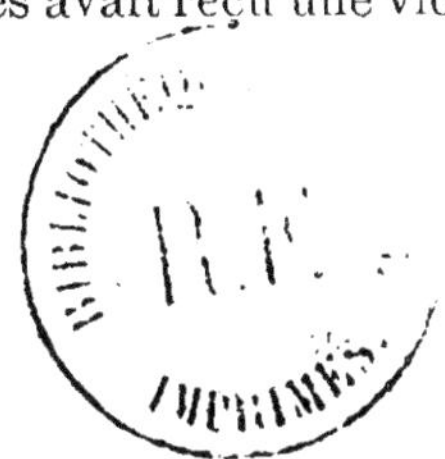

la qualité du pus de Billroth devient pour M. le professeur Chauveau une spécificité, c'est-à-dire un ensemble de qualités personnelles à chaque espèce de pus, partant à chaque espèce de microbes ; et pour lui, les produits mêmes des microbes ont quelque chose de cette spécificité.

Mais les expériences de M. le professeur Chauveau ne purent être terminées ; voici ce qu'il dit à la suite de cette étude sur la physiologie des virus, où il étudiait surtout l'action phlogogène des humeurs : « Des résultats absolument concordants seraient ressortis de mon étude sur les injections intravasculaires de pus et de matières virulentes, si j'avais eu le temps de faire cette étude ; mais il n'y a pas à le regretter pour le moment, parce qu'en somme, elles n'auraient rien ajouté à mes conclusions sur la nature physique des éléments phlogogènes simples et des agents virulents.

« On aurait vu dans cette étude : 1° que la sérosité des humeurs inflammatoires, débarrassée autant qu'elle puisse l'être des éléments solides qu'elle tient en suspension, ne peut produire que des effets pyrogènes plus ou moins accentués ; 2° que l'humeur complète, injectée après avoir été convenablement tamisée, détermine avec les mêmes effets pyrogènes beaucoup plus marqués — des frissons surtout — des inflammations disséminées dans les organes où se distribuent les vaisseaux qui ont reçu l'injection. »

Dans l'intervalle et à partir de ce moment, la théorie des germes tend à s'implanter de plus en plus. Les expérimentateurs qu'elle ne séduit pas se multiplient à la recherche du poison putride.

Ainsi Hemmer, en 1866, retrouve un poison putride qui rappelle celui de Panum.

En 1867, Müller incrimine les sels de potasse.

Pour Klebs, c'est l'ozone qui est le principe pyrogène du pus.

En 1868, Bergmann isole la sepsine de la levure de bière. Züelzer découvre un autre alcaloïde septique qui porte son nom.

En 1872, le professeur Chauveau démontre que les matières animales arrivées au dernier terme de la putréfaction ne sont pas toxiques. Or, la sepsine, l'alcaloïde de Züelzer, avaient été extraits de matières entièrement putréfiées.

En 1873, Panum et Bergmann reviennent affirmer l'existence de la sepsine, mais ils pensent qu'elle est fixée par les bactéries.

A la même époque, Sénator traite du pus et des crachats par la glycérine, et obtient un ferment très pyrogène.

Wolf et Kussner soutiennent qu'il existe dans le pus pyohémique un agent toxique indépendant des bactéries.

Samuel, 1874, fait de ce poison une combinaison de soufre et d'ammoniaque.

Kehrer pense qu'il existe plusieurs poisons chimiques.

En 1876, Hiller, par le procédé de Sénator crut avoir isolé le poison septique, mais ces résultats montrent assez que son poison chimique contenait des bactéries.

En résumé, on sait maintenant que le serum du pus contient un agent pyrogène; cet agent n'est ni virulent ni infectieux, et il est indépendant des germes dont il résulte.

Est-ce un composé défini? En existe-t-il plusieurs? Personne n'est encore parvenu à l'isoler.

Ce qu'il y a de certain, c'est que ce poison produit des

accidents en rapport avec sa quantité, et qui naissent et disparaissent sur place.

Maintenant qu'on l'appelle sepsine, pyine, alcaloïde animal, peu importe; pour nous, c'est un véritable produit septique.

II

CAUSE DE LA FIÈVRE HECTIQUE DES TUBERCULEUX

Le professeur Jaccoud, dans son livre sur la tuberculose pulmonaire sépare nettement les diverses causes de la fièvre des phtisiques, et divise celle-ci suivant ses origines : 1° en fièvre de tuberculisation ; 2° fièvre d'inflammation ; 3° fièvre d'ulcération; et enfin 4° fièvre de résorption ou fièvre septique.

C'est de cette dernière fièvre seule que nous nous occupons ; or, comme chez les tuberculeux elle est toujours plus ou moins mélangée aux autres, nous avons cherché, pour avoir des résultats dégagés de toute erreur à l'étudier par la voie expérimentale.

Pour se rendre exactement compte de sa pathogénie, il importe de bien étudier sa façon d'être et les circonstances où elle se produit.

Nous ne parlerons pas des caractères sur lesquels les auteurs s'appuient pour en faire une fièvre de résorption. Nous remarquerons qu'elle n'a pas le caractère contagieux, elle naît, vit et meurt sur place ; elle ne présente jamais de phénomènes généraux aigus ; elle n'est guère influencée quant à son acuité par les divers milieux.

Jamais on n'a vu un tuberculeux présentant des cavernes pulmonaires prendre une des formes de scepticémie aiguë. Ni la gangrène foudroyante, ni la pyohémie, ni la septicémie ne l'atteindront, pas plus dans un hôpital que sur les hauts sommets, pas plus à la campagne que dans un amphithéâtre de dissection. Et cependant on ne prend pas de précautions antiseptiques pour ces malheureux ; dans les hôpitaux ils vivent au milieu des germes, indemnes contre toute action miasmatique. Si l'on considère les nombreuses affections septicémiques qui peuvent atteindre les blessés, les innombrables germes qui cherchent à pénétrer dans leur organisme et qui souvent font éclater des accidents terribles ; on est frappé de l'immunité providentielle dont jouissent les tuberculeux.

En disant qu'ils vivent indemnes de toutes complications miasmatiques, je me trompe, ils ont, pour leur part, la fièvre hectique, et partant subissent l'influence qui produit cette fièvre ; et cette influence ils la subissent partout, à la ville, à la campagne, chez eux et dans les hôpitaux.

Pour quelle raison le tuberculeux n'a-t-il qu'une part des complications qui rendaient si considérable la mortalité dans les salles d'opérés avant l'emploi des antiseptiques ?

Serait-ce que le germe a trop de trajet à parcourir pour arriver à l'ulcère du poumon ? Mais on sait que le germe est charrié avec la plus grande facilité par l'air atmosphérique, le courant intermittent qui se produit à chaque inspiration doit fatalement amener des particules septiques sur la surface pulmonaire ulcérée.

M. le docteur Rodet a bien voulu nous examiner des

crachats purulents de phtisiques. Le nombre des microbes qui y sont contenus en est considérable et leurs variétés multiples. Pour les différencier et en avoir une idée plus exacte, il eût fallu recourir aux procédés de culture et c'eût été une étude très longue et très difficile que nous avons considérée comme inutile pour le travail qui nous occupe.

D'ailleurs Samuel en avait déjà donné une preuve expérimentale. Prenant les sécrétions purulentes des cavernes des phtisiques, il les injectait dans le tissu cellulaire sous-cutané, déterminait des phlegmons locaux intenses et amenait la mort avec tous les symptômes de la septicémie.

Puisqu'il n'y a aucun obstacle à l'introduction des infiniments petits jusque sur la caverne pulmonaire, c'est la constitution de celle-ci qu'il faut étudier pour trouver la cause des différences dont nous venons de parler.

Chez les phtisiques, à la période de ramollissement, le tubercule lui-même se ramollit, provoque autour de lui un travail d'inflammation et de suppuration qui a pour conséquence une perte de substance : « ... C'est la caverne ou ulcère du poumon (Jaccoud). Cette caverne est plus ou moins grande, plus ou moins anfractueuse, limitée par une coque pariétale formée de tissu pulmonaire infiltré... A mesure que les tubercules se développent les rameaux voisins de l'artère pulmonaire sont obturés par trombose, et quand les cavernes sont formées, la coque pariétale à une distance de 3 à 6 millimètres (Nat. Guillot) n'est pénétrée par aucune branche de ce vaisseau.

« Tandis que le champ de la circulation fonctionnelle va se rétrécissant, dans une étendue toujours proportionnelle à celle de la lésion, le champ de la circulation nutritive grandit, et la capacité pour le sang rouge augmente. Ces vaisseaux arrivent au voisinage des tubercules mais ne les pénétrent pas.

« Le liquide provenant du ramollissement du tubercule a l'aspect d'un fluide homogène, bien lié, crémeux, de couleur grisâtre ou plutôt gris verdâtre ; il renferme souvent des débris solides, jaunâtres, de forme irrégulière ; renfermé dans une caverne dont les parois anfractueuses, formées de masses tuberculeuses au stade graisseux produisent sur certains points du pus véritable. » Jaccoud.

En résumé, dans une caverne pulmonaire, on a un pourtour granulo-graisseux renfermant un liquide putride, séparé par un certain espace des vaisseaux nutritifs de nouvelle formation, et pouvant renfermer des vaisseaux fonctionnels oblitérés par trombose. Par conséquent, pas de solution de continuité ; pas de porte ouverte à l'agent infectieux pour pénétrer dans le torrent circulatoire. M. le docteur Perret remarque bien aussi que « les cavernes n'offrent pas une voie d'absorption facile aux produits septiques. » Il invoque la non-oblitération de certains vaisseaux ; or, à cette période, les hémoptysies sont extrêmement rares ; et si ce phénomène ne se produit pas, c'est que les vaisseaux sont sains ou oblitérés ; il invoque ensuite les ulcérations qui pourraient siéger sur les bronches et le tube digestif, or, ces ulcérations sont ou bien d'origine tuberculeuse et alors oblitérées comme les cavernes, ou extrêmement rares.

Dans ces conditions, on peut s'expliquer l'absence des accidents septicémiques et pyohémiques, par la difficulté qu'ont les agents septiques à pénétrer dans la circulation Mais alors comment expliquer la fièvre hectique? Par où passe la cause qui l'a produit, car, en somme, elle est le résultat d'une résorption, nous l'avons admis dès le principe, et le fait n'est contesté par personne.

Si cette cause, au lieu de siéger dans les particules solides et organisées n'était qu'un produit soluble ou liquide de ces particules ? En d'autres termes, si les produits liquides ou solubles du pus tuberculeux pouvaient produire la fièvre hectique, telle que nous l'observons, et il serait inutile de chercher un orifice d'entrée, la grande voie osmotique serait ouverte; et alors les cavernes, les bronches, la trachée, la bouche, le tube digestif tout entier, deviendraient le siège de cette résorption.

Il faudrait dans ce cas, que le liquide des cavernes et les parties solubles qu'il renferme introduits dans le sang donnent les symptômes de la fièvre hectique et produisent cette fièvre.

Pour le savoir, nous avons entrepris une série d'expériences que nous allons décrire. Pour nous mettre autant que possible dans les conditions normales, nous avons pris, ce qu'absorbent directement les tuberculeux, les crachats, et, autant que possible, les crachats tels qu'ils les absorbent, ceux de la nuit et du matin.

Ces crachats étaient mélangés avec de l'eau (300 pour 200 d'eau), agités dans un flaçon pour les désagréger, puis, filtrés de façon à avoir un liquide, autant que possible exempt de microrganisme.

Nous obtenions ainsi un liquide clair, transparent, légèrement jaunâtre, analogue à du vin blanc, ayant une odeur fade et non fétide, et paraissant assez dense.

Si on le laissait pendant quelques jours dans un endroit chaud, il présentait à l'œil nu un trouble manifeste, et au microscope des bacilles et des microccus en quantité.

Quoi qu'il en soit, employé frais, il était exempt de germes autant qu'un liquide au contact de l'air peut l'être.

M. le docteur Rodet y a cherché sans résultat les réactions des ptomaïnes.

EXPÉRIENCE I

On mélange 300 grammes de crachats à 200 grammes d'eau, on filtre et on injecte à 0,70 c. c. du liquide filtré dans la jugulaire d'un âne de moyenne taille, au moyen d'une seringue armée d'une aiguille assez fine.

Voici les résultats de l'expérience :

	T.	P	R.
AVANT L'INJECTION			
	37°5	52	9
INJECTION			
Frisson.	»	»	»
Frisson. . . 10 minutes. . .	37°5	»	»
15 »	37°8	»	»
17 »	37°9	96	13
20 »	38°	»	»
49 »	38°1	»	»
55 »	38°2	92	»
1 h. »	38°3	»	»
1 h. 10 »	38°4	»	»
1 h. 15 »	38°5	»	»
1 h. 20 »	38°6	84	»
1 h. 50 »	38°7	»	»
2 h. 10 »	38°7	»	»
12 h. »	37°	56	9

EXPERIENCE II

On injecte 0,60 cent. cubes de liquide préparé avec 100 gr. d'eau et 200 gr. de crachats, dans la jugulaire d'un âne de moyenne taille.

	T.	P.	R.
AVANT L'INJECTION			
	37°8	68	9
INJECTION			
Frisson.	»	»	»
Frisson. 15 minutes	37° 9	»	»
20 »	38°	»	»
30 »	35° 1	»	»
35 »	38° 2	»	»
60 »	38° 4	»	»
1 h. 20 »	38° 6	108	12

A la suite de l'injection, dont une partie avait filtré dans le tissu cellulaire du cou, nous avons eu un léger phlegmon circonscrit, qui s'est résorbé.

EXPERIENCE III

On mélange 200 gr. d'eau à 300 gr. de crachats, on filtre et on injecte 0,70 c. c. du liquide filtré dans la jugulaire d'un âne de moyenne taille.

	T.	P.	R.
AVANT L'INJECTION			
	37°9	76	8
INJECTION			
Frisson	»	»	»
Frisson. . . . 10 minutes	37°9	»	»

	T.	P.	R.
	INJECTION		
Frisson. . . . . . 15 minutes	38°	»	»
20 »	38°1	»	»
25 »	38°2	»	»
40 »	38°3	»	»
1 h. 10 »	38°4	»	»
Frisson léger 1 h. 20 »	38°6	»	»
1 h. 30 »	38°9	»	»
1 h. 40 »	39°1	»	»
1 h. 50 »	39°2	»	»
2 h. 20 »	39°3	112	10
2 h. 50 »	39°4	»	«
3 h. 10 »	39°	»	«
12 h. »	38°4	60	9

EXPÉRIENCE IV

On injecte 0,70 c. c. d'eau ayant lavé 200 gr. de crachats dans la jugulaire d'un âne de moyenne taille

	T.	P.	R.
	AVANT L'INJECTION		
Frisson.	37°7	60	9
	INJECTION		
Frisson 10 minutes, . .	»	»	»
20 »	37°9	»	»
25 »	37°9	»	»
30 »	38°	»	»
35 »	38°1	»	»
45 »	38°2	92	11
1 h. » »	38°4	»	»
12 h. » »	37°8	»	»

Dans toutes les expériences que nous avons faites, nous verrons plus loin celles faites sur les chiens, les mêmes phénomènes se sont reproduits sensiblement avec les mêmes caractères.

Pendant l'injection, lorsqu'une partie du liquide à injecter a déjà pénétré dans la circulation, une grande agitation s'empare des animaux, les chiens ont des mouvements convulsifs et poussent des cris aigus.

Cette période d'agitation dure une à deux minutes et alors se produit un affaissement général. Tous les muscles qui étaient contractés se détendent ; et après une ou deux minutes, le frisson commence. Il est plus ou moins intense, de plus ou moins longue durée, mais son existence est constante.

Dans deux expériences nous avons maintenu le thermomètre dans le rectum de l'animal depuis la fin de l'injection jusqu'au moment où commençait l'élévation de la température, pour savoir, si au début, on avait un abaissement.

Dans les deux cas, la température s'est maintenue au niveau primitif.

Dans la première expérience la température a commencé à s'élever immédiatement à la fin du frisson qui avait duré dix minutes.

Dans les autres, elle a commencé à s'élever un peu avant la fin du frisson qui s'est prolongé plus longtemps.

Dans l'expérience III, on a eu un léger frisson pendant l'élévation de la température.

Celle-ci s'élève lentement, elle atteint son maximum d'intensité trois ou quatre heures après l'injection et, à partir de ce moment, elle tend à redescendre assez lentement. Sur un chien, nous avons suivi l'expérience pendant neuf heures; à ce moment la température était de 9/10 de degré au-dessus du chiffre primitif.

Avec la fièvre, on a une augmentation du nombre des pulsations cardiaques qui peuvent être doublées.

Les phénomènes physiques de la respiration sont également influencés; les inspirations sont plus nombreuses, plus fortes et plus précipitées, même d'une façon remarquable chez le chien.

Du côté du tube digestif nous avons constaté des selles diarrhéiques survenant à tous les moments de l'expérience : une chez l'âne, une ou deux chez le chien, chez ce dernier nous avons vu deux fois des vomissements se produire. La sécrétion de l'urine paraissait abondante.

Jamais de sueurs, la peau paraît froide au toucher et l'on a cette sensation, même lorsque la température rectale de l'animal est de un degré au-dessus de la normale.

Une fois la fièvre tombée, les animaux reviennent absolument à leur état primitif. Ils ne présentent aucun phénomène anormal et chez eux toutes les fonctions s'accomplissent bien.

En résumé nous avons ici, comme chez les phtisiques qui résorbent une fièvre passagère (chez les phtisiques, on a souvent 2 accès par jour) caractérisée par un frisson, une hyperthermie allant de 1 à 2 degrés au-dessus de la normale, et une augmentation considérable du nombre des pulsations cardiaques, augmentation en rapport avec la température.

Nous déduisons de ces faits que la fièvre hectique des phtisiques est le résultat de la résorption des produits septiques solubles ou liquides contenus dans le pus des cavernes.

Sommes-nous en présence d'une septicémie ou avons-nous affaire à un empoisonnement? Cela dépend évidemment de la signification qu'on donne au mot septicémie.

Pour M. le docteur Perret, le mot septicémie est applicable à la fièvre hectique.

En 1872, M. le professeur Chauveau rangeait dans les affections septiques toutes les maladies infectieuses, et déjà il avait des tendances à confondre les maladies infectieuses et les affections virulentes. « Il y a lieu, dit-il, de faire toutes sortes de réserves, sur une distinction radicale entre les agents infectieux et les agents virulents.

« Du reste, la limite entre les deux ordres de maladies est bien difficile à placer aujourd'hui, les progrès de l'observation et de l'expérimentation arriveront peut-être à l'effacer et à établir ainsi l'identité de nature de toutes les maladies contagieuses qui deviendraient sans aucune exception des maladies parasitaires. »

Depuis, ses tendances se sont accentuées davantage, à mesure que de nouvelles découvertes sont venues confirmer ses idées; et pour lui, le mot septicémie a une immense acception synonyme de maladie parasitaire.

Mais, s'il tend à faire disparaître les limites entre les maladies infectieuses et virulentes, il les accentue davantage entre les affections septiques c'est-à-dire résultant de la présence d'agents septiques, et celles qui sont engendrées par les produits septiques.

La fièvre hectique, produite par des liquides et des produits solubles, exempte de microrganismes n'est donc qu'un empoisonnement.

Sur ce point, nous sommes de l'avis du professeur Chauvel; il n'en est pas de même quant à la nature de cet empoisonnement. Pour lui, et il s'en explique à propos de la fièvre hectique chirurgicale : « les gaz toxiques, les composés ammoniacaux, les acides butyriques, valérianiques, la leucine, etc., sont doués à un certain degré de propriétés pyrogènes ; ce sont eux qui jouent le rôle principal dans la production de la fièvre hectique. »

Nous ne pensons pas qu'il en soit ainsi, outre qu'un certain nombre des substances qu'il énumère n'ont donné que des résultats négatifs dans les expériences de Billroth, le liquide que nous avons employé n'était certainement pas arrivé à une décomposition chimique aussi avancée, car il était extrait de crachats récents, et utilisé rapidement.

Nous pensons donc pouvoir tirer de ce qui précède les conclusions suivantes :

1° La sérosité des crachats purulents des phtisiques, frais, et les produits septiques solubles qu'elle contient sont très pyrogènes.

2° Introduits dans le torrent circulatoire, ils produisent une fièvre de courte durée qui présente de grandes analogies avec la fièvre hectique des tuberculeux.

3° Pour les raisons que nous avons indiquées, ils ne faut pas pour expliquer cette dernière, admettre une résorption d'agents septiques puisque la résorption de produits solubles ou liquides suffit.

4° Pour tous ceux qui considèrent la présence d'agents infectieux dans le sang comme la caractéristique des septicémies, la fièvre hectique est un véritable empoisonnement.

III

ACTION DES PRODUITS PURULENTS ET TUBERCULEUX INTRODUITS DANS LE SANG

Il nous a paru intéressant de rechercher les effets intimes des produits résorbés sur l'organisme. Nous ne voulons pas étudier le rapport qui unit la cause pyrogène à son effet, la fièvre. « Ce rapport, dit le professeur Jaccoud, est aussi mystérieux aujourd'hui qu'aux temps hyppocratiques. » C'est assez dire que nous laissons complètement de côté cette question sur laquelle les recherches de physiologistes, tels que Cl. Bernard et Vulpian, n'ont donné « qu'un petit nombre de résultats certains (Vulpian) ». Mais, laissant de côté cette question toute physiologique, nous avons recherché l'action directe de l'élément pyrogène sur les combustions.

Pour nous mettre à l'abri de toute cause d'erreur, ce

sont les phénomènes d'oxydation que nous avons analysés, et, ne prenant pas seulement l'acide carbonique produit, nous avons recherché en même temps la quantité d'oxygène absorbé. Les raisons qui nous ont déterminé à agir de la sorte et à choisir ce procédé d'étude sont les causes d'erreur liées à tout autre procédé. « De même, dit Du Castel, que pour apprécier la quantité d'urée produite, il faut tenir compte, à côté de celle des urines, de la quantité variable qui est entraînée par les sueurs ; de même aussi pour l'acide carbonique, on doit tenir grand compte de celui qui est rejeté par des voies autres que les poumons, par les sécrétions et en particulier par l'urine. »

Les expériences d'Ewald, de Berlin, montrent, en effet, que la quantité absolue d'acide carbonique rejeté par les urines est toujours augmentée pendant la fièvre.

Quant à la calorimétrie, on conçoit qu'elle ne nous ait donné que de mauvais résultats, dans l'étude d'un phénomène fugace qu'il était important d'étudier dans chacune de ses phases.

Nos expériences ont été faites sur des chiens, au moyen d'un appareil spécial composé d'un pnéomètre de Bonnet et d'un appareil à soupapes, nous mesurons la quantité d'air inspiré par l'animal, et recueillant l'air expiré dans un sac imperméable, nous dosons exactement l'acide carbonique et l'oxygène rendus, et au moyen d'une simple soustraction, nous avons l'oxygène absorbé et l'acide carbonique rendu. L'appareil tout entier est relativement simple, et d'une grandeur telle que l'animal a une respiration aussi normale que possible.

L'air expiré a été analysé par absorption successive de

l'acide carbonique et de l'oxygène; les corrections de température et de pression, se faisaient dans l'appareil employé, par rapport à une unité fixe qui n'était ni à 0° ni à 76°, mais qui, cela surtout est important, était invariable.

Quant aux animaux expérimentés, ils vivaient d'une vie égale ayant chaque jour une nourriture identique.

Après avoir soigneusement observé la quantité d'air inspiré normalement, après avoir dosé l'oxygène et l'acide carbonique rendu, nous savions exactement ce que l'animal avait absorbé d'oxygène, et exhalé d'acide carbonique, et nous en avions la quantité relative, aussi bien que la quantité absolue et pour un temps déterminé.

Nous rapportons nos expériences dans les tableaux qui suivent. Dans la première colonne sont indiqués les heures et le moment de l'injection; dans la deuxième, la température; dans la troisième, le nombre des respirations; dans la quatrième, la quantité absolue en litre d'air inspiré par minute ; dans la cinquième, la quantité d'acide carbonique exhalée pour 100 en volume ; dans la sixième, l'oxygène absorbé pour 100; dans la septième, l'acide carbonique exhalé par minute; dans la huitième, l'oxygène absorbé par minute, et enfin dans la neuvième, le rapport qui existe entre le chiffre d'oxygène absorbé et de l'acide carbonique rendu.

Le liquide des crachats filtrés comme dans nos précédentes expériences, nous en injections 0,30 cent. c. dans la jugulaire, au moyen d'une seringue armée d'une aiguille très fine.

EXPÉRIENCE I

Mélange de 100 gr. d'eau et 200 gr. de crachats purulents, on filtre et on injecte 0,30 c. c. du liquide obtenu dans la jugulaire d'un chien de forte taille.

	T.	R.	A I	A. C. %	Ox. %	A. C. par min.	Ox par min.	R.
				AVANT L'INJECTION				
	38°7	12	6	2 89	3 57	173 4	214 2	1 2
				INJECTION				
Frisson. . . .	»	»	»	»	»	»	»	»
30 m	39°6	16	9 ½	0 87	1 60	82 65	152 9	1 8
1 h. 30 »	40°4	16	8	1 85	2 42	148 08	193 6	1 3
2 h. 30 »	40°4	17	9	1 788	2 46	160 92	221 40	1 38
12 h. »	39°2	13	8	2 547	3 17	203 76	253 60	1 24

Dans cette expérience [1], l'acide carbonique rendu et l'oxygène absorbé ont leur minimum après le frisson ; l'acide carbonique ne revient à la normale que douze heures après, alors que l'animal a 39° 2 de température Pour l'oxygène, c'est lorsque l'animal a 40° 4, et 2 heures et demie après l'injection que sa quantité égale la quantité primitive.

Le lendemain, lorsque la température est à 39° 2, les chiffres d'oxygène et d'acide carbonique sont augmentés d'une façon notable.

[1] Les chiffres des 5, 6, 7, 8es colonnes représentent des centimètres cubes.

EXPÉRIENCE II

Chien de grande taille. — On injecte dans sa jugulaire 0,30 c. c. d'eau ayant lavé 200 gr. de crachats purulents

	T.	R.	A I.	A. C. %	Ox. %	A. C. en 1 min.	Ox. en 1 min.	Rap.
				AVANT L'INJECTION				
	39°	11	7	3 67	4 15	256 9	290 5	1 13
				INJECTION				
Frisson. . . .	»	»	»	»	»	»	»	»
Frisson 5 minutes	39°	15	10	3 36	3 73	336	373	1 11
20 »	39° 1	16	7	1 916	2 84	134 12	198 8	1 40
1 heure	39° 6	16	9	2 91	3 78	203 7	274 6	1 30
3 »	40°	16	10	3 43	4 13	343	413	1 20
24 »	39° 1	9	6 5	3 69	4 09	239 8	265 8	1 1

Dans cette expérience, même résultat que dans la première, moins la deuxième analyse où le chiffre des combustions est beaucoup plus élevé que normal et qui, 20 minutes après, lorsque le frisson est terminé, retombe au-dessous de la normale.

EXPÉRIENCE III

Chien de forte taille. — On injecte dans sa jugulaire 0,30 c. c. d'eau ayant lavé 200 gr. de crachats purulents

	T.	R.	A. I.	A. C. %	Ox. %	A. C. en 1 min.	Ox. en 1 min.	Rapp.
AVANT L'INJECTION								
	38°9	10	6	2 96	3 12	177 6	211 52	1 19
INJECTION								
Frisson. . . .	»	»	»	»	»	»	»	»
Frisson. . 20 m.	39°3	16	8 ½	2 62	3 63	220 7	308 55	1 39
30 »	40°0	16	8	1 92	3 18	153 6	254 4	1 64
2 h. »	40°7	14	6	2 20	2 93	132	175 8	1 33
3 h. »	41°4	14	6	2 11	2 63	126 6	157 8	1 23
12 h. »	39°2	10	6	3 22	3 90	193 2	234	1 2

Dans cette expérience, ce n'est que deux heures après l'injection que le chiffre des combustions a diminué, mais alors la température s'élève encore, comme dans la première expérience ; douze heures, lorsque la température est à peu près tombée, les combustions sont encore exagérées.

EXPÉRIENCE IV

Gros chien. — On injecte dans la jugulaire 0,35 c. c. d'eau ayant lavé 200 gr. de crachats purulents

	T.	R.	A. I.	A. C. %	Ox. %	A. C. par min.	Ox. par min.	Rap.
AVANT L'INJECTION								
	38°8	11	7	2 90	3 83	203	268 1	1 32
L'INJECTION								
Frisson.	»	»	»	»	»	»	»	»
Frisson 10 minutes	38°8	20	12	2 67	3 76	320 4	451 2	1 4
45 minutes	40°1	20	10	2 10	2 62	210	262	1 24
1 ½	40°8	17	9	2 27	3 10	204 3	279	1 37
5 heures	40°7	14	8	3 226	4 16	258	332 8	1 60
6	40°3	14	9	3 21	3 90	288 9	351	1 20
7	40°	12	8	3 22	4 16	257 6	324 8	1 20
9	39°7	11	7	3 42	3 60	239	252	1 06
24	39°2	12	6	3 636	4 27	218 16	255 84	1 16

Pendant cette expérience qui a duré de huit heures du matin à six heures du soir, l'animal n'a pas mangé et était à jeun depuis la veille.

Au moment de l'injection, combustion exagérée, puis, chute au-dessous de la normale et ascension considérable pendant la défervescence de la fièvre.

EXPÉRIENCE V

Ane moyen. — On lui injecte 0,70 c. c. d'eau ayant lavé 300 gr. de crachats

	T.	A. I.	A. C. %	Ox. R. %	A. C. par minute
	AVANT L'INJECTION				
	37° 3	11	2 317	»	254 87
	INJECTION				
Frisson.	»	»	»	»	»
35 minutes	38° 1	15	0 882	»	132 30
1 heure	38° 2	15 1/3	0 9034	»	142 28
1 heure et demie	38° 4	15	1 67	»	250 5

Dans cette expérience, l'analyse de l'oxygène n'a pas donné des résultats certains. Nous nous contentons de donner les chiffres de l'acide carbonique rendu.

Ces cinq expériences se sont passées de la façon la plus simple, et dans aucune, l'agitation des animaux ou quelque accident n'ont pu influencer les résultats.

Elles peuvent se diviser en un certain nombre de périodes, qui ne sont pas marquées d'une façon bien nette, dans chacune d'elles, mais qui ressortent clairement si on les synthétise.

Il faut remarquer d'abord que l'oxygène absorbé, et l'acide carbonique rendu suivent une marche sensiblement parallèle ; leur différence maxima se trouve sauf une exception à la période où commence l'élévation de la température.

L'absorption de l'oxygène et l'exhalation de l'acide carbonique présentent des différences considérables, différences qui paraissent nettement influencées par les périodes de la fièvre, ou du moins qui s'accentuent d'une même façon suivant les périodes.

Voici, du reste, ces périodes et dans chacune d'elles l'intensité plus ou moins grande du phénomène que nous étudions.

1re Période. — De la fin de l'injection à la fin du frisson ou un peu avant sa fin. Absorption d'oxygène, considérable ; la quantité normale est presque doublée.

2me Période. — De la fin du frisson au commencement de l'élévation de la température. Absorption bien diminuée, au-dessous de la normale malgré la suractivité respiratoire.

3me Période. — Du commencement de l'augment à la période d'acmé ; l'absorption monte parallèlement et atteint la normale un peu avant la fin de cette période.

4me Période. — Acmé et défervescence. L'absorption qui a un peu dépassé la normale, augmente encore et est hypernormale pendant une bonne partie de la chute.

En résumé, nous avons une double augmentation dans la quantité d'oxygène absorbé, et une diminution très marquée. Les deux augmentations, chose bizarre se produisent l'une, un peu avant l'élévation de la température ; l'autre, et cette dernière est de plus longue durée, quoique peut-être un peu mois intense, au moment de la défervescence. Chose plus curieuse encore, la diminution de cette absorption se fait au moment où la température s'élève.

En cherchant dans les auteurs qui se sont occupés de cette question, on trouve des faits analogues.

Sénator, qui a étudié une fièvre identique par sa nature à celle que nous avons produite, déclare que chez les chiens en expérience, l'excrétion de l'acide carbonique est diminuée au début, et que dans le cours de la fièvre la proportion n'en est augmentée que d'une façon insignifiante. Dans ses premières expériences il avait constaté le même fait, mais sans tenir compte de la quantité d'air inspiré; dans ses dernières, il arrive au même résultat après avoir fait subir aux chiffres obtenus, les corrections relatives à la quantité d'air inspiré.

Leyden, dans des expériences faites sur des chiens auxquels il donnait artificiellement la fièvre trouva un accroissement inconstant et faible de la production d'acide carbonique.

En 1859, Lehmann déclarait que dans aucune maladie, on ne trouvait d'augmentation de l'acide carbonique produit.

Traube était arrivé aux mêmes données que Sénator.

Dans sa thèse inaugurale, le docteur Catel publie le résultat des recherches qu'il a faites sur un malade atteint d'urémie à la suite d'un traumatisme de l'urèthre.

« Nous avons noté le nombre de centimètres cubes d'acide carbonique qu'il expirait matin et soir en une minute, dans une série de 18 expirations. »

1re analyse,	matin	: 530 centimètres cubes.	T.	40.3;	P. 96.
—	soir	: 675 — —	T.	40.6;	P. 104.

2e	analyse	matin	: 560	centimètres cubes.	T. 40.4;	P. 96
	—	soir	: 650	—	—	T. 40.5;	P. 98
3e	—	matin	: 520	—	—	T. 39.8;	P. 92
	—	soir	: 640	—	—	T. 39.9;	P. 90
4e	—	matin	: 530	—	—	T. 39.8;	P. 88
	—	soir	: 730	—	—	T. 39.9;	P. 92
5e	—	matin	: 675	—	—	T. 38.9;	P. 88
	—	soir	: 620	—	—	T. 38.9;	P. 100
6e	—	matin	: 580	—	—	T. 38.5;	P. 85
	—	soir	: 550	—	—	T. 38.6;	P. 92

Cette observation étant unique n'a pas une grande valeur; cependant nous faisons remarquer que l'exhalation de l'acide carbonique ne paraît en aucune façon influencée par la température.

Silujanoff dans la fièvre artificielle a vu l'excrétion de l'acide carbonique augmenter parallèlement à l'élévation de la température.

Mais, d'un autre côté, un grand nombre d'auteurs, affirment l'augmentation constante de l'acide carbonique pendant la fièvre. En tête de ces derniers se trouve Liebermeister, celui-ci a également recherché le rapport de la marche de la température et l'exhalation de l'acide carbonique, chez des malades atteints de fièvre intermittente. Il a trouvé que l'exhalation marche parallèlement à la température, elle atteint son maximum un peu avant cette dernière, diminue ensuite, mais pour rester au-dessus de la normale pendant tout le cours de la fièvre.

En présence de faits contradictoires, et en considérant les données de la clinique sur ce sujet, ne pourrait-on pas admettre physiologiquement un double processus fébrile agissant d'une façon déterminée dans une certaine classe de fièvres et d'une façon toute différente dans les autres.

Ainsi, dans le *Dictionnaire des sciences médicales* MM. Gubler et Renaut divisent les fièvres en deux grandes classes, les fièvres normales, inflammatoires, franches angioténiques; et les fièvres anormales, malignes ou perverses. « Dans les fièvres normales, disent-ils, les combustions sont en rapport avec l'exaltation colorifique ; les produits de la combustion sont encore ceux de l'état physiologique, acide urique, urée, acide carbonique, eau, etc., seulement la proportion en est d'autant plus considérable que la combustion est plus intense, et l'on peut toujours établir une équation entre les calories produites et les matériaux brûlés. C'est le triomphe éclatant, indiscutable, de la théorie de Lavoisier.

« Tandis que la fièvre inflammatoire franche peut se résumer dans le mot [exaltation] , la fièvre maligne des anciens porte une véritable perversion des phénomènes physiologiques hématosiques et nutritifs. Ici plus de rapport entre l'élévation de la température et l'activité de la combustion respiratoire, mais un désaccord flagrant entre la calorification et l'hématocausie évaluée d'après les produits de la combustion.

« La lenteur des combustions s'accuse par le refroidissement facile des malades atteints de fièvre perverse ; la désassimilation s'effectue beaucoup moins vite que dans la fièvre inflammatoire franche ».

Comme en clinique, en physiologie ne devrait-on pas, au lieu de parler de la fièvre, terme trop générique, spécifier la fièvre particulière qu'on veut désigner?

Nous ne saurions mettre en doute les affirmations de Liebermeister, cependant nos expériences donnent des résultats qui ne concordent pas avec ceux qu'il a obtenus.

Fidèle à notre ligne de conduite nous constatons des faits, laissant à de plus compétents le soin de les discuter.

Il nous a paru intéressant de rapporter ici deux faits qui ne sont pas sans analogie avec les résultats que nous avons obtenus, et comme tous deux ont trait à des excrétions, peut-être ce rapprochement a-t-il une certaine importance.

Ce sont d'abord les conclusions de Wassilewsky sur les pertes insensibles de la peau pendant la fièvre. Cet auteur, à la suite d'une série d'observations faites dans des maladies différentes est arrivé à ces conclusions :

« 1° Les pertes insensibles, et spécialement les pertes d'eau, subissent leur plus grande diminution au moment de l'élévation de la température et surtout pendant le frisson,

« 2° Lorsque la température décroît, les pertes augmentent d'une façon correspondante ;

« 3° Dans la crise, et au début de la période épicritique elles atteignent leur maximum et décroissent ensuite peu à peu ;

« 4° Pendant l'acmé les pertes sont intermédiaires entre celles qui existaient au moment où la température s'est élevée et celles qui se font au moment où elles commencent à décroître ;

« 5° Au moment de l'élévation fébrile de la température, et jusqu'au moment où elle commence à tomber, la quantité des pertes insensibles et la perte d'eau par la peau sont moindres qu'à l'état normal. »

Il est juste d'ajouter que ces conclusions ont été contredites par quelques auteurs.

Le second rapprochement qui nous paraît intéressant

est celui d'une autre déperdition, celle de l'urée chez un érysipélateux, et ses rapports avec la fièvre. Cette observation est consignée dans la thèse d'agrégation du docteur du Castel : elle lui a été fournie par le professeur Brouardel.

ÉRYSIPÈLE — GUÉRISON

JOUR DE LA MALADIE	TEMPÉRATURE		QUANTITÉ DES URINES	URÉE
	MATIN	SOIR		
4	00° 0			
5	40° 4	40° 5	1220	16 2
6	40° 4	40° 6	1140	9 2
7	39° 8	40° 4	1050	10 50
8	39° 2	40° 2	750	8 4
9	39° 0	37° 8	820	12
10	37° 2	38° 8	700	18
11	37° 6	38° 2	880	21 4
12	37° 2	37° 8	750	18 2
13	36° 4	36° 6	800	20 2
14	36° 4	36° 2	1000	25
15	»	»	1100	26 4
16	37° 3	36° 4	»	»
17	36° 9	36° 0	»	»
18	36° 6	»	»	»
19	36° 6	»	»	»

Dans cette observation, l'urée, en faible quantité pendant le maximum de la fièvre, augmente peu à peu avec la chute de la température.

Il nous reste maintenant à chercher une explication de cette diminution dans l'oxygène absorbé et dans l'acide carbonique produit pendant la fièvre de résorption. Si nous n'avions dosé que l'acide carbonique expiré, nous pourrions croire qu'une partie de ce gaz a été retenue dans le sang ; mais l'oxygène absorbé était à peu près en rapport avec l'acide carbonique expiré; et la petite quantité d'oxygène qui ne s'est pas retrouvée dans l'acide carbonique a dû servir à la formation de l'acide carbonique des sécrétions ou à la production de vapeur d'eau, formation qui avait son maximum après le frisson.

Nous étions, du reste, dans toutes les conditions qui favorisent l'excrétion de l'acide carbonique ; nous avions de la fièvre, une circulation accélérée, une respiration exagérée.

Pourquoi donc cet acide carbonique ne s'est-il pas produit en quantité normale ? On peut expliquer ce fait de deux façons différentes :

1° L'oxygène est arrivé dans le poumon en quantité normale, la circulation pulmonaire était également normale; mais l'hémoglobine des globules sanguins sous l'influence du liquide injecté avait perdu la propriété de fixer l'oxygene pendant l'hématose.

Ce fait rentrerait dans les cas de Légerot, qui déclare que dans certaines affections fébriles, l'hémoglobine perd sa principale propriété physiologique. De même, Richardson pense que les poisons septiques peuvent suivant leur dose empêcher complètement l'absorption de l'oxygène par le sang.

2° L'hémoglobine pouvait fixer l'oxygène, mais le champ de l'hématose pulmonaire, et celui des combustions intimes étaient diminués (peut-être l'un des deux seulement) et cela par resserrement des vaisseaux capillaires. « Nous savons, dit P. Lorain, par les expériences de Cl. Bernard en particulier, que l'activité de la circulation et celle des appareils sécrétoires sont associées, qu'il en est de même pour *les actes fonctionnels des muscles et des divers organes.* L'afflux sanguin règle *donc l'intensité des actes nutritifs*, et, s'il est augmenté, la production de la chaleur sera accrue; s'il est diminué, cette production baissera. *Le degré de celte afflux se trouve réglé par l'état de dilatation ou de resserrement des vaisseaux les plus fins.* »

Le produit septique empoisonne-t-il l'hémoglobine son influence pernicieuse ne s'exerce-t-elle que sur les vaisseaux les plus fins?

Ce point est très délicat à préciser.

Cependant, cette diminution dans l'oxygène absorbé ayant été précédée et suivie d'une exagération de cette absorption, il est plus naturel d'admettre en présence de changements aussi rapides, le processus qui permet de les expliquer le plus naturellement, et c'est celui de Cl. Bernard, croyons-nous, l'état de *dilatation et de resserrement des vaisseaux les plus fins.*

On aurait au début une dilatation brusque des capillaires, puis un resserrement complet à la fin du frisson, et enfin une dilatation lente, progressive, ayant son maximum au moment où la température s'abaisse, et ne diminuant que lorsque cette dernière est à la fin de sa chute.

Mais, ce trouble vaso-moteur se passe-t-il dans tout l'organisme ou seulement dans la circulation cutanée et pulmonaire ?

Nous n'en savons absolument rien.

Car les troubles vaso-moteurs de la circulation cutanée et pulmonaire seuls, peuvent suffire à expliquer les variations dans la quantité d'acide carbonique produit.

Ils peuvent également expliquer l'élévation de la température.

Certainement les combustions considérables du début doivent avoir un rôle dans cette élévation; mais, si l'on rapproche ces combustions de celles qui se produisent au moment où la température s'abaisse, on est forcé de ne leur accorder qu'un rôle secondaire dans la production de cette fièvre qui aurait comme facteur principal un trouble vaso-moteur cutané et pulmonaire tel que le comprennent Huëter, Sénator et Marey; car, nous ne saurions faire intervenir ici, pour expliquer cette élévation de température, le mode spécial des combustions et la série des dédoublements dont parle le professeur Gubler.

Il nous reste à conclure des résultats que nous avons obtenus :

1° Dans la fièvre de résorption, la quantité d'oxygène absorbé et d'acide carbonique rendu, ne suit pas une marche parallèle à l'ascension de la température.

2° Cette quantité est considérablement augmentée pendant le frisson et la période de défervescence ; elle est, au contraire, au-dessous de la normale pendant la période d'augment.

3° Les produits tuberculeux résorbés ont une double influence mauvaise sur l'organisme. D'une part ils produisent un arrêt des échanges, un retard de la nutrition, qui momentané, serait peut-être sans effets, mais, qui souvent répété peut ne pas permettre aux organes de reprendre par des échanges physiologiques constants la vitalité qu'ils perdent par leur fonctionnement exagéré; de l'autre, ils produisent une exagération des combustions et amènent cette destruction lente des tissus constatée par les cliniciens.

TABLE DES MATIÈRES

LYON. — IMPRIMERIE PITRAT AINÉ, 4, RUE GENTIL

www.ingramcontent.com/pod-product-compliance
Ingram Content Group UK Ltd.
Pitfield, Milton Keynes, MK11 3LW, UK
UKHW020446180726
13839UKWH00004B/1662